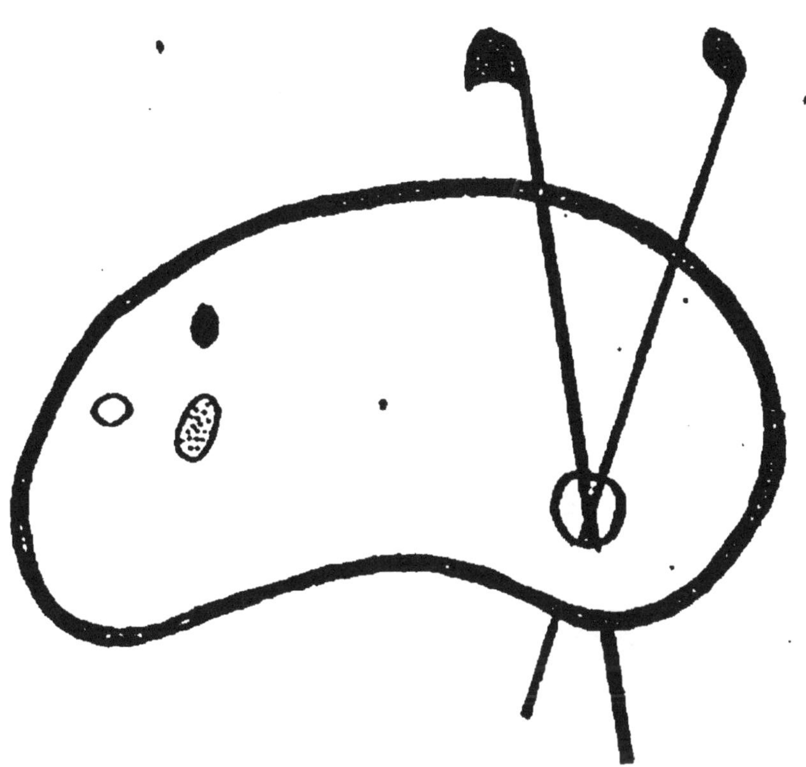

DEBUT D'UNE SERIE DE DOCUMENTS
EN COULEUR

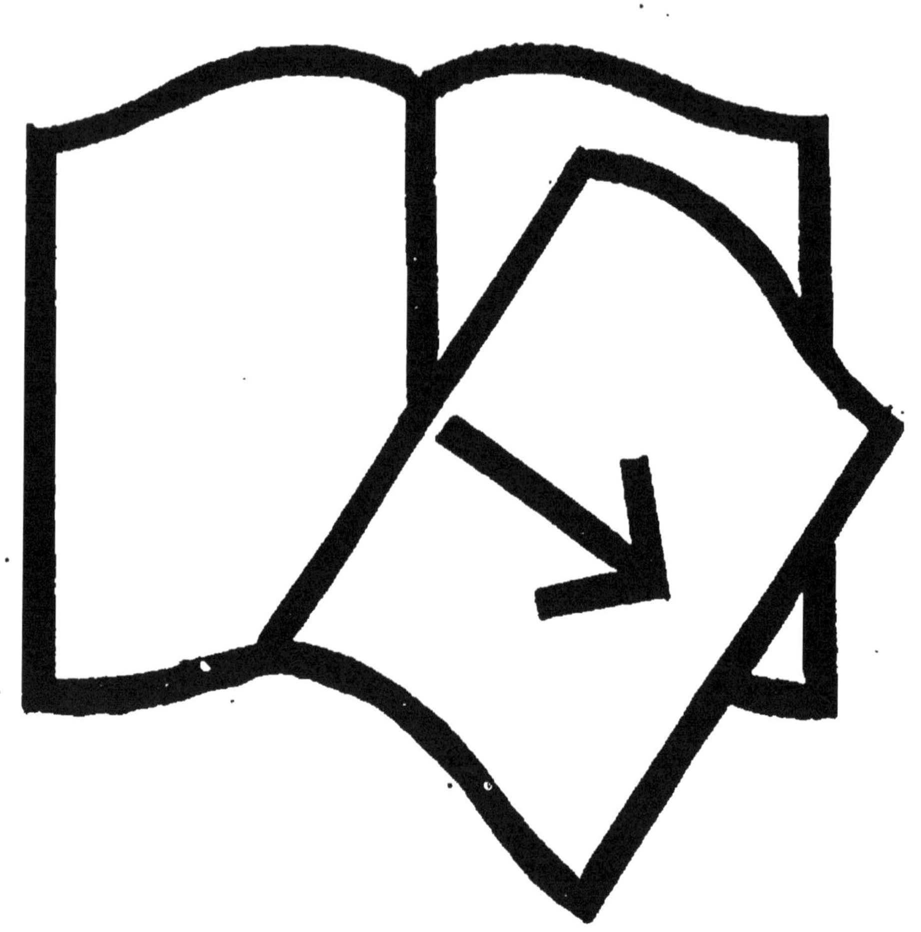

Couverture Inférieure manquante

LES

ÉTABLISSEMENTS DE BAINS FROIDS

A PARIS

PAR

LE Dr HENRI NAPIAS

Membre de la Commission des logements insalubres

EXTRAIT DES ANNALES D'HYGIÈNE ET DE MÉDECINE LÉGALE

PARIS

LIBRAIRIE J.-B. BAILLIÈRE ET FILS

Rue Hautefeuille, 19, près le boulevard Saint-Germain

1877

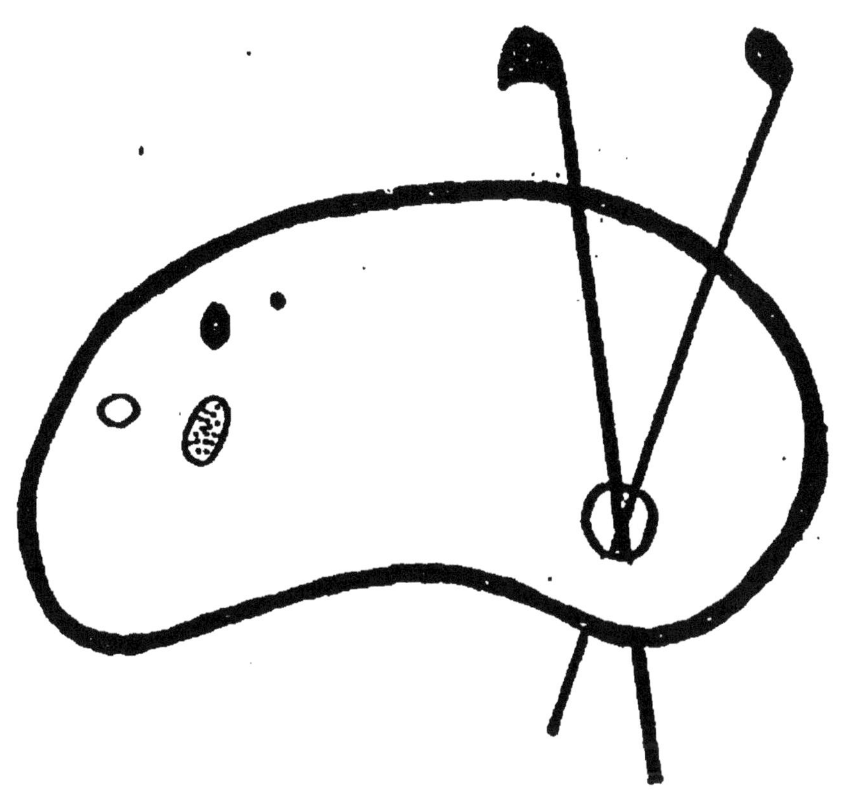

FIN D'UNE SERIE DE DOCUMENTS
EN COULEUR

EXTRAIT DES ANNALES D'HYGIÈNE ET DE MÉDECINE LÉGALE.

Publié par J.-B. Baillière et Fils.

1878. — 2ᵉ SÉRIE. TOME XLIX. 1ʳᵉ PARTIE.

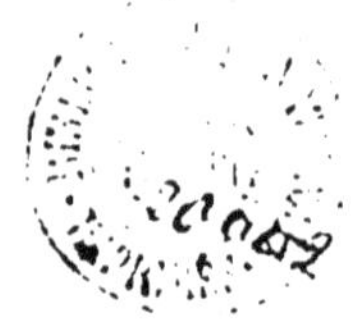

LES ÉTABLISSEMENTS DE BAINS FROIDS A PARIS

Par M. le docteur Henri NAPIAS,

Membre de la Commission des logements insalubres.

Dans le mémoire dont nous venons donner communication à la Société, nous avons étudié les bains froids à Paris au point de vue de l'hygiène publique.

Laissant de côté la question physiologique des effets de l'eau froide sur l'organisme humain et les conséquences qu'en peut tirer l'hygiène privée, nous avons cherché à savoir dans quelles conditions sont installés les établissements de bains froids, tant au point de vue de la sécurité qu'à celui de la salubrité, et nous nous sommes proposé de vous signaler les *desiderata* qu'il importerait de combler pour le bien-être et la santé des baigneurs.

Cette question eût sans doute été plus opportunément traitée dans nos séances de juin et de juillet, et c'est à cette époque en effet que je comptais vous la soumettre; mais, pour des raisons dont vous appréciez la convenance, j'ai dû céder mon tour de parole. N'allez pas croire, d'ailleurs, que ce soit là maintenant une étude purement rétrospective; les critiques que je formule, les *desiderata* que je signale, auront encore — je le crains bien — toute leur actualité l'année prochaine.

H. NAPIAS.

1

Il convient de dire tout de suite que, si les établissements de bains froids publics laissent à désirer sous quelques rapports, ils sont installés dans des conditions de confortable déjà très-remarquables et qu'on n'apprécie bien qu'en se reportant à un siècle en arrière, et en notant les améliorations successives apportées à la construction de ces établissements.

La grande *Encyclopédie* (édition de 1751) parle des établissements de bains froids dans les termes suivants : « Parmi nous, les bains publics sur la rivière ne sont autre » chose que des grands bateaux appelés *toues*, faits de sa- » pin et recouverts de toiles, autour desquels il y a de pe- » tites échelles attachées par des cordes, pour descendre » dans un endroit de la rivière où l'on trouve des pieux en- » foncés d'espace en espace pour soutenir ceux qui pren- » nent le bain. » — En 1786, le *Dictionnaire de police* de Des Essarts en donnait exactement la même description. C'était là, comme on voit, un établissement très-élémentaire. Le bateau servait à déposer les habits confiés à la surveillance d'un gardien, et on se baignait tout autour dans l'espace recouvert par le toit de toiles et formant une sorte de galerie extérieure sous laquelle le fond de la Seine était sablé et dressé de façon qu'on pouvait s'y aventurer sans danger. La dimension moyenne de ces bains, d'après le *Journal d'un citoyen* de 1754, était de douze toises de long sur deux de large.

Pourtant, si mal installés qu'ils fussent, ces établissements existèrent longtemps à cet état primitif et rudimentaire ; des gravures sur bois ou sur cuivre, des caricatures lithographiées, de 1800, 1802, 1808, qui nous ont été communiquées par M. Cousin, l'obligeant bibliothécaire de la Ville de Paris, nous montrent encore de ces bains sur *toue*. Il y en avait notamment deux établissements voisins, l'un pour les hommes, l'autre pour les femmes, près du Pont-

Neuf, au bas de l'Hôtel de la Monnaie, et ces bains, que
nous avons vu figurés sur une gravure de Coqueret de 1810
environ (1), existaient encore en 1820; il en est fait men-
tion dans un livre publié à cette époque, et dont je vous
prie de croire que je n'invente pas le titre : *Les bains de
Paris et des quatre parties du monde, ou le Neptune des dames,
dédié au beau sexe* (2) !

Ces bains sur *toue* étaient à bas prix; ils coûtaient trois
sols, plus un sol pour la serviette dans les bains d'hommes,
et trois sols pour une chemise dans les bains de femmes; la
société y était nécessairement un peu mêlée, aussi n'étaient-
ils pas fréquentés par le monde élégant qui avait dû aviser
à un autre moyen de se baigner.

L'*État de Paris* (3) de 1757 nous renseigne sur ce moyen :
« Comme ces bains (il s'agit des bains publics) ne sont pas
» commodes à cause de l'affluence des gens de tous états
» qui y abondent dans les grandes chaleurs, on trouve au
» Port Saint-Paul, au Mail, à la Râpée, au pont de la Tour-
» nelle, à celui de l'Hôpital, quai du Louvre et à la Gre-
» nouillère, des petits batelets couverts de bannes, dans
» lesquels on se fait conduire au-dessus ou au-dessous de
» la ville, en pleine rivière, à l'endroit que l'on juge à pro-
» pos. Les bateliers ont attention dans ce temps de placer
» dans la rivière, de distance en distance, aux endroits les
» plus commodes, quatre pieux sur lesquels ils posent une
» toile, ce qui fait une espèce de cabane au milieu de la-
» quelle est planté un autre pieu pour se soutenir dans la

(1) *Vue du Pont-Neuf prise du Pont-des-Arts,* gravure de Coqueret,
d'après un tableau de Garbizza.

(2) *Les Bains de Paris et des Quatre Parties du Monde ou le Neptune
des Dames, dédié au beau sexe,* par Cuisin, auteur de plusieurs romans
(*sic*).

(3) *État de Paris,* 1757. Paris, chez Claude Herissant fils, libraire-
imprimeur, rue Notre-Dame, à la Croix-d'Or. C'est le même livre qui,
en 1754, paraissait sous le titre de *Journal d'un Citoyen.*

» rivière. Les dames sont conduites dans ces cabanes, appe-
» lées *Gores*, sûrement, commodément et secrètement. Les
» femmes de mariniers conduisent les baigneuses. On fait
» marché de gré à gré, et il en coûte ordinairement
» vingt-quatre ou trente sols par heure du loyer d'un
» bateau. »

Le bain, dans ces conditions, coûtait un prix assez élevé;
il nécessitait un déplacement et une perte de temps
considérables ; et c'est pourquoi les amateurs de bains
froids accueillirent avec enthousiasme la création des *Bains
chinois*. Ces bains n'avaient sans doute de chinois que le
nom. C'est en 1780 qu'ils furent créés, et qu'un sieur Barthélemy Turquin obtint l'autorisation d'établir dans un bateau couvert, placé en avant de l'estacade de l'île Louviers,
un certain nombre de baignoires qui, soutenues sur un
plancher solide à une certaine profondeur dans le lit de la
rivière, avaient leurs parois percées de trous, de telle sorte
que le courant pouvait les traverser. Deux ou trois personnes
étaient au besoin admises dans la même baignoire et, d'a-
près le *Guide du provincial à Paris* (1) de l'année 1788, les
prix étaient ainsi réglés :

1 personne........	1 liv.	4 sols.
2 personnes.......	1 —	10 —
3 —	1 —	16 —

Sans parler de ce qu'il y avait là de choquant pour la décence, les bains chinois étaient évidemment et absolument
anti-hygiéniques; ils ne permettaient que des mouvements
fort restreints, et le bain froid, comme dit Michel Lévy, *ne
comporte pas l'immobilité*. Le sieur B. Turquin, leur inven-
teur, fut mieux inspiré quand il imagina son *École de natation*, premier modèle des établissements actuels. Turquin
réalisa son idée en 1785 ; mais il y avait longtemps déjà
qu'il l'avait émise, ainsi qu'il ressort d'un passage de la col-

(1) *État actuel de Paris ou Guide du Provincial* (Paris, 1788).

lection de *Mémoires secrets* connus sous le nom de Bachaumont, lesquels nous apprennent, à la date du 18 juin 1785, que ce projet *va enfin être exécuté*, que le plan est approuvé par l'Académie royale de médecine et que l'endroit choisi pour cet établissement est le lieu dit la *Grenouillère*, en bas du Pont-Royal et au bout de la rue du Bac. C'est le même Bachaumont qui nous apprend encore que l'inauguration de cet établissement a eu lieu les 7 et 9 juillet 1785 en présence des membres du corps municipal, de l'Académie royale des sciences, de la Société royale de médecine, etc. Le 10 septembre de l'année suivante, le prévôt des marchands, étant venu en grand appareil visiter de nouveau l'école de natation, annonçait l'intention d'accorder au concours un prix en faveur des nageurs de cette école. Enfin, le 1ᵉʳ juillet 1787, le prévôt et les échevins réservaient à Barthélemy Turquin le privilége d'établir sur la Seine plusieurs écoles de natation, soit pour les hommes, soit pour les femmes, à la condition qu'on y donnerait chaque année gratuitement des leçons de natation à vingt-cinq jeunes mariniers désignés par la ville, et qu'on laisserait aux officiers et soldats invalides la faculté de se baigner une fois par semaine.

C'est, comme on voit, à son administration municipale que Paris est redevable du premier établissement de ces écoles.

Les améliorations successives apportées au régime des bains froids en rivière, devaient avoir pour résultat d'augmenter le nombre des baigneurs.

L'habitude de se baigner entrait en effet dans les mœurs; et, pour répondre aux besoins croissants de la population, les établissements se multipliaient. Nous trouvons dans le *Miroir de l'ancien et du nouveau Paris*, par Prud'homme, qu'il y avait en 1807 dix-huit établissements de ce genre (dix pour les hommes et huit pour les femmes). — En 1832 d'après un travail de Girard (de l'Institut), ingénieur en chef chargé du service municipal de la Ville, il existait sur la Seine vingt-deux établissements de bains froids (seize pour les hommes, six pour les femmes). Aujourd'hui le nombre de ces établissements pour Paris et pour les communes riveraines du département de la Seine est de trente-cinq, suivant le relevé que nous avons fait nous-même à la Préfecture de police.

Nous dirons tout à l'heure quelle superficie cela donne aux baigneurs des deux sexes, et si cet espace est suffisant.

Le prix de ces bains s'est successivement abaissé. Les anciens bains sur *toues* du xviii* siècle étaient à 3 sols, les bains qu'on prenait dans les *gores* revenaient au moins à 2 livres, les *bains chinois* coûtaient, comme nous l'avons dit, 1 livre 4 sols; tandis que maintenant, avec des conditions bien supérieures d'installation et de confort, le prix varie suivant les établissements, de 10 centimes à 75 centimes, ce qui met les bains froids à la portée de toutes les bourses et ce qui constitue une diminution considérable sur les prix du siècle dernier, si l'on tient compte surtout de la valeur différente du numéraire aux deux époques.

Les règlements administratifs concernant les bains froids au xviii* siècle présentent peu d'intérêt au point de vue de l'hygiène publique ; la préoccupation qui y domine, c'est de sauvegarder la décence : une sentence de police du prévôt des marchands de la Ville de Paris du 12 juin 1742 exige que les bains d'hommes et de femmes soient suffisamment éloignés les uns des autres, sous peine de 300 livres d'amende contre les fermiers de ces bains et de confiscation de leurs bateaux et équipages. Il est fait expresse défense de se baigner d'une manière indécente, de rester nu sur les bords ou graviers de la rivière. Enfin il était défendu de se baigner dans les endroits de la rivière où on venait puiser de l'eau pour la distribuer dans la ville.

Les *Ordonnances de police* de Dubois (1800, 1801) ne sont
guère que la reproduction, sans modifications appréciables,
des ordonnances antérieures. En 1803, elles se compliquent
d'un titre relatif aux écoles de natation avec prescription
concernant les *filets,* qui doivent être assez solides pour empêcher les élèves de passer sous les bateaux; mais pour
comprendre l'utilité de cette prescription au point de vue
de la sécurité publique, et pour comprendre le but des
prescriptions postérieures il convient de savoir comment
sont construits les établissements de bains froids à Paris.

Un établissement de bains froids à Paris est essentielle-
ment composé de quatre grands bateaux plats, recouverts
d'un plancher qui supporte une construction légère de bois
divisée en un certain nombre de cabines. Ces bateaux sont
assemblés de manière à limiter et à circonscrire un espace
de la rivière de forme rectangulaire, autour duquel règne
une sorte de quai formé par le plancher des bateaux et mé-
nagé entre le bassin et les cabines. Aux deux extrémités et
au milieu du bain (qui généralement est traversé par un
petit pont) se trouvent des échelles ou escaliers qui permettent de descendre à l'eau. — La plupart du temps l'espace occupé par les bassins est à ciel ouvert; l'administration exige seulement, pour la décence, que les baigneurs
ne puissent être vus du dehors, et ce résultat est obtenu
dans la plupart des bains froids par des bandes de toile ten-
dues verticalement au moyen d'un fil de fer d'un côté à
l'autre du bain, soit en long, soit en large suivant les cas,
soit dans les deux sens à la fois, et convenablement espacées.
Quand les bains sont situés près d'un pont, ou quand ce
sont des bains réservés aux femmes, ces bandes de toile
flottantes sont remplacées par une tente continue.

Le fond des bains est tantôt constitué par un plancher
plus ou moins incliné et maintenu par des claies de bois
qui empêchent le baigneur de passer sous les bateaux, tan-

tôt par le fond même de la rivière, et dans ce cas le bassin est limité jusqu'au fond par des filets à mailles de fer solides, pendant verticalement, et suffisamment longs pour qu'ils touchent encore le fond de la rivière par les plus grandes crues possibles de la saison d'été. Beaucoup d'établissements présentent à la fois ces deux dispositions. Une partie est à fond de bois incliné; l'autre, sans fond de bois, est limitée par des filets traînants : à l'endroit où cesse le plancher, un autre filet joint son bord libre au fond de |la rivière. Quelquefois même le plancher est en deux parties réunies par une charnière : la première partie offre une pente douce, l'autre une pente plus rapide qui descend jusqu'au fond de la rivière. Si l'eau vient à monter, la première partie restant fixe, la seconde, qui est mobile grâce aux charnières qui l'unissent à la première, prend une inclinaison qui tend à la rapprocher de la verticale; mais son bord libre va toucher toujours le fond de l'eau.

Voilà les principales dispositions adoptées dans les établissements de bains froids. Voyons si, au point de vue de l'hygiène publique, elles ne laissent rien à désirer et si l'*administration* a pris toutes les mesures convenables tant pour la sécurité que pour la santé des baigneurs.

Chaque année, lors de l'installation des bains froids, une première visite est faite par un architecte de la ville qui constate, avant que le fond de bois ne soit coulé, que les pièces de ce fond sont solidement assemblées et retenues par des vis à tête carrée, à l'exclusion de toutes autres vis ou de clous pouvant blesser les pieds des baigneurs.—Une seconde visite constate la solidité et le bon état des bateaux et est suivie d'un rapport qui mentionne si les réparations jugées nécessaires l'année précédente, lors de la démolition du bain, ont été exécutées, si les claies ou les filets de fer sont solides et fixés aux fonds de bois, ou si ces filets ont une longueur suffisante quand il n'y a pas de fond arti-

ficiel, si les claies ou filets existent sur les quatre faces :
autrefois on n'exigeait aucune fermeture dans la partie en
amont, et c'est à l'instigation de l'architecte actuel de la
Préfecture, M. Paliard, qu'on a exigé une fermeture continue; toutefois, si on ne veut pas placer de filets dans la partie en amont, il faut les remplacer par une échelle occupant
toute la largeur du bain, descendant jusqu'au fond, et dont
les marches ne soient pas distantes de plus de 14 centimètres. L'architecte rapporteur doit aussi mentionner si
l'établissement comme propreté, peinture, confortable,
remplit les conditions désirables d'hygiène et de salubrité,
si les cabinets sont suffisamment éclairés et aérés. — Une
troisième visite est faite obligatoirement, lors de la démolition du bain, et le propriétaire de l'établissement est alors
mis en demeure de faire pour l'année suivante les réparations jugées utiles.

Grâce à ces sages prescriptions et au zèle des architectes
de la Préfecture, les accidents ayant pour cause une installation vicieuse des établissements sont extrêmement rares.
On peut citer comme une exception quasi-unique un acci-
dent arrivé l'an dernier, par suite d'un filet rompu. Le plus
ordinairement les accidents tiennent à d'autres causes tout
à fait individuelles. On les voit survenir chez des baigneurs
imprudents qui se mettent à l'eau après un repas ou après
une ingestion copieuse d'une boisson alcoolique. Dans de
tels cas, les maîtres nageurs qui surveillent incessamment
le bassin opèrent immédiatement le sauvetage ; et le noyé,
transporté dans une cabine spéciale, sur un lit préparé à
cet effet, reçoit les soins nécessaires.

Chaque établissement de bains est muni d'ailleurs d'une
boîte de secours dont la composition a été fixée par le conseil de salubrité (19 avril 1850 — 9 février 1872).

Il peut arriver cependant qu'un baigneur se trouve indis-
posé quand il est rentré dans sa cabine et il n'a alors aucun

moyen d'appel à sa disposition. Dans aucun des établissements que nous avons visités, il n'existe même une vulgaire sonnette. Il y aurait là ce nous semble une mesure de prudence à prendre en prescrivant l'établissement d'un système de timbres électriques. Nous avons remarqué aussi que la pancarte imprimée qui contient l'indication des premiers soins à donner aux noyés, est affichée seulement dans le cabinet de secours. — Il nous paraîtrait bon qu'elle fût distribuée à tous les établissements de bains à plusieurs exemplaires, avec ordre de l'afficher dans des endroits bien en vue, aux quatre coins du bain, afin que le public pût en prendre connaissance et que tous les baigneurs sussent ainsi quels soins il convient de donner dans de tels cas en attendant l'arrivée d'un médecin. Ce serait là, pensons-nous, une bonne mesure et un excellent moyen de vulgarisation d'une connaissance éminemment utile.

. Les toiles qui sont destinées à empêcher le public de voir ce qui se passe à l'intérieur des bains, méritent de fixer un instant notre attention au point de vue de l'hygiène. La préfecture de police qui les prescrit, ne le fait qu'en vue de la décence ; pourvu qu'elles soient disposées convenablement et de façon à empêcher les regards indiscrets, elle se tient pour satisfaite ; aussi laisse-t-elle aux propriétaires. dans la plupart des cas, le choix entre les toiles flottantes et la tente continue, sans se demander si l'un de ces deux modes ne présente pas des inconvénients pour la santé. Il y a là pourtant une lacune à combler. En effet, les toiles flottantes, par les temps calmes et par les chaleurs caniculaires, ne s'opposent en aucune manière à l'action des rayons du soleil qui viennent tomber d'aplomb sur la tête et les bras des nageurs, et qui peuvent ainsi déterminer des érysipèles et même des congestions cérébrales ; et au contraire elles sont agitées dès qu'il fait du vent, à la manière de ces éventails qu'on connaît aux Indes et dans

presque tous les pays chauds sous le nom de *pankas*, et,
déterminant une évaporation rapide de l'eau à la surface
du corps du nageur qui sort du bain, elles peuvent retarder
la réaction nécessaire qui doit le suivre. Nous avons fait
l'expérience, par certains jours de fraîche brise, d'aller successivement nous baigner dans des établissements de bains
couverts en entier ou garnis seulement de toiles flottantes,
et nous avons trouvé une différence très-sensible à la sortie
du bain. Les bains couverts d'une toile continue sont incon-
testablement plus confortables sous ce rapport ; ils tempè-
rent l'ardeur des rayons du soleil par les chaudes journées
et modèrent l'évaporation dans les jours où l'air est frais et
où il fait du vent. La Préfecture de police pourrait, ce nous
semble, prescrire obligatoirement une tente continue ou
tout au moins un système qui ne favorisât pas une évaporation aussi rapide que les toiles flottantes. Nous souhaite-
rions aussi que le Conseil de Salubrité fût appelé à rédiger
des instructions courtes et claires sur l'hygiène du bain
froid, et qu'il en obtînt l'affichage dans tous les établissements de bains, voire même dans toutes les cabines de cha-
cun de ces établissements. Ces instructions insisteraient
évidemment sur la nécessité de ne pas prendre de bains
froids quand l'estomac est chargé ; elles feraient disparaître
le préjugé en vertu duquel les baigneurs redoutent de se je-
ter à l'eau au moment de la transpiration et attendent sur
le bord nus et au grand air la fin de la sueur et le commen-
cement d'un bon rhume. Elles mettraient le public en garde
contre ces colorations scarlatiniformes de la peau que des
médecins militaires, MM. Tourraine, Rédié et Grandjux
entre autres, ont signalées chez certaines personnes qui, ne
sachant pas nager, gardent dans l'eau une immobilité rela-
tive ; rougeurs qui, bien évidemment dues à une paralysie
momentanée des vaso-moteurs, permettent de pronostiquer
à coup sûr une syncope prochaine, à moins que le baigneur

ne quitte immédiatement le bain et ne reçoive les soins nécessaires pour rétablir le cours régulier du sang. — Ces
instructions seraient là à leur place et ne manqueraient pas
d'être lues par les intéressés.

Nous avons dit tout à l'heure qu'il existait dans le département de la Seine 35 établissements de bains froids; nous
en avons dressé un tableau détaillé qui ne saurait trouver
place dans ce mémoire sous peine de l'allonger démesuré-
ment, mais que nous déposons dans les archives de la Société. Toutefois nous dirons qu'en résumé il ressort des
chiffres de ce tableau que ces 35 établissements présentent
une superficie totale de 41 613 mètres carrés. — Le plus
grand mesure à lui seul 2780 mètres carrés environ; le plus
petit, 100 mètres seulement.

Sur ces 35 établissements, il y en a 19 qui sont réservés
aux hommes et qui offrent une surface totale de 22 698 mètres carrés; — 6 sont exclusivement réservés aux femmes
et ont une surface totale de 8031 mètres carrés; — enfin
10 autres, situés loin du centre de Paris, sont communs aux
deux sexes, qui s'y vont baigner à tour de rôle suivant les
heures du jour ou les jours de la semaine. La surface totale
de ces 10 établissements est de 10 884 mètres carrés.

La superficie totale de 41 613 mètres carrés, qui com-
prend à la fois l'espace occupé par les bassins et les cabinets, paraît suffire, quant à présent, aux besoins de la
population. Ce qui manque aux baigneurs (excepté pendant
certains jours de chaleur exceptionnelle), ce n'est pas l'espace, c'est le temps.

En effet, l'existence officielle des bains froids est de
cinq mois (du 1er mai au 30 septembre), pendant lesquels
il ne faut pas compter plus de soixante jours de natation
répartis de la façon suivante :

Dix jours de grandes chaleurs pendant lesquels l'eau at-
teint son maximum de température, 22 degrés centigrades.

Vingt jours pendant lesquels la température de l'eau dépasse rarement 18 ou 19 degrés centigrades.

Enfin trente jours de beau temps pendant lesquels la température de l'eau est descendue jusqu'à 16 ou même 15 degrés centigrades.

Des bassins de natation permanents permettraient pendant toute l'année cet exercice gymnastique si évidemment salutaire. Et qu'on n'aille pas penser que c'est là une conception purement théorique, puisque de tels établissements existent déjà dans d'autres pays, notamment en Belgique. Il y a plus, c'est que c'est en France qu'a eu lieu le premier essai de ce genre, et qu'un bassin permanent de natation a été ouvert aux baigneurs en 1820 à Paris, et n'a été fermé qu'en 1828, lorsque les terrains sur lesquels il était installé furent devenus nécessaires à l'agrandissement de la Manufacture des Tabacs. — Quelle était la disposition de ces bains? C'est ce que nous avons vainement recherché; mais nous avons quelques détails sur ceux de Bruxelles, détails que nous devons à l'obligeance de M. Belval, un de nos membres correspondants.

Il y a à Bruxelles deux bassins de natation qui sont l'un et l'autre des entreprises particulières. Ces bassins sont tous les deux convenablement aménagés, sous toiture vitrée avec promenoir planchéié et grillage tout autour. Chaque personne a sa cabine particulière. L'un, appelé *bassin Léopold*, fonctionne depuis vingt-cinq ans. Il a 21 mètres de long sur 9 de large, soit environ 190 mètres carrés. Le fond, formé par un dallage recouvert de ciment, est disposé en pente et ménage des profondeurs qui vont de 75 centimètres à $2^m,70$. — L'eau de ce bassin était au début chauffée par une chaudière à vapeur; plus tard, on imagina de chauffer l'eau en la faisant passer par des tuyaux de circulation de vapeur; mais il paraît que ce système n'a pas donné les résultats qu'on en attendait, puisqu'on est revenu à l'ancien système, c'est-à-dire au déversement d'eau chaude provenant d'une chaudière à vapeur cubant 7 mètres. D'après les dimensions que nous avons indiquées plus haut, le bassin cube 320 mètres; — l'eau est stagnante.

Nous n'avons pas besoin de faire remarquer combien c'est là une condition hygiénique défectueuse; nous ajouterons seulement que le nettoyage du bassin ne se fait qu'une fois par semaine, le dimanche. On met le bassin à sec, on le balaye, puis on le remplit de nouveau. Il faut douze heures au moins pour ces diverses opérations. — Les autres jours, on se contente d'*écrémer*, pour ainsi dire, la surface du bassin; en effet, après le repos de la nuit, les matières grasses forment à la surface une couche dont on provoque l'écoulement par des robinets placés à quelques centimètres de profondeur. Les 12 ou 15 mètres cubes d'eau dont on provoque ainsi l'écoulement sont remplacés par de l'eau chaude.

On conçoit, dans ces conditions, que la température de l'eau soit variable; elle oscille, en effet, entre 18 et 20 degrés. — Le bassin Léopold est réservé aux dames le matin jusqu'à dix heures et demie.

L'autre bassin de natation, appelé *bassin Saint-Sauveur*, existe depuis 1854. Il est à peu près aménagé comme le premier. La température de l'eau y est maintenue à 18 degrés centigrades au moyen d'un thermo-siphon. Ce bassin est réservé aux hommes.

Ces quelques détails suffisent à montrer combien ces établissements sont installés d'une façon vicieuse au point de vue de l'hygiène. Un projet, élaboré par un nommé Philippe et qui eut son heure de retentissement en 1845, était infiniment mieux conçu. L'établissement projeté par Philippe devait être situé à Paris, quai de Billy, bâti dans des proportions grandioses et agencé avec tout le confortable possible. Il aurait offert aux nageurs un bassin de 1200 mètres de superficie, dont l'eau, fournie par la manutention et la pompe à feu de Chaillot, aurait toujours été tenue à 25 degrés centigrades par un mélange convenable d'eau froide; c'eût été là un vrai bain d'eau courante à température constante. — Le projet n'aboutit pas. Il serait à souhaiter qu'il fût repris et que Paris fût enfin doté d'un bassin permanent de natation.

C'est le vœu que nous formons en terminant notre mémoire. Peut-être qu'en appelant de nouveau l'attention sur cette question intéressante, la Société de Médecine publique aura fait quelque chose pour sa réalisation.

PARIS. — IMPRIMERIE DE E. MARTINET, RUE MIGNON, 2